AF382197

CUÍDATE CON LOS ACEITES ESENCIALES

Las claves para cuidarte gracias a la aromaterapia y los aceites esenciales

Por Dominique van der Kaa
Traducido por Laura Bernal Martín

Salud y bienestar   50MINUTOS.es

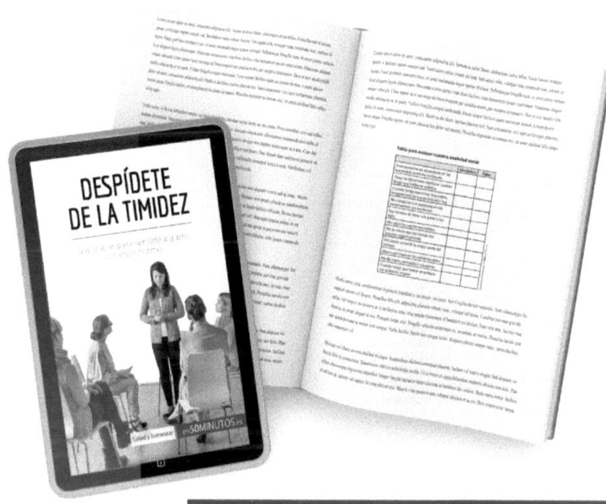

50MINUTOS.es

SI TU VIDA ES UNA MONTAÑA RUSA,
¡DISFRUTA DEL VIAJE!

DESPÍDETE
DE LA TIMIDEZ

Salud y bienestar   en50MINUTOS.es

Domina tus celos

Aprende a quererte

Logra que tu hijo se divierta aprendiendo

Aprende a aceptar a los demás

www.50minutos.es

LOS ACEITES ESENCIALES

CONOCER MEJOR LOS ACEITES ESENCIALES PARA EMPLEARLOS CORRECTAMENTE

- **¿Problemática?** Los aceites esenciales tienen muchas propiedades: algunos poseen un poder antiséptico o antimicrobiano, mientras que otros sanean el aire o repelen a los insectos. Sus principios aromáticos se emplean desde hace miles de años y son un complemento natural al arsenal terapéutico farmacológico. También pueden perfumar de forma natural productos del hogar o la propia vivienda. Por consiguiente, ¿cómo emplearlos correctamente?
- **¿Metas?** Descubrir los aceites esenciales, su uso en aromaterapia y en el día a día para vivir en un entorno limpio y sano.
- **¿Preguntas frecuentes?**
  - ¿Cómo conservar los aceites esenciales?

- ¿En qué se diferencia un aceite esencial de un aceite vegetal?
- ¿Existe el riesgo de alergia con los aceites esenciales?
- ¿Qué aceite comprar primero?
- ¿Qué hacer en caso de accidente?
- ¿Dónde comprar los aceites esenciales?

En la naturaleza, los aceites esenciales son el aroma de las plantas. El hombre siempre ha extraído estos principios volátiles olorosos para fabricar los aceites esenciales y emplearlos para curarse o para purificar interiores. Pero, ¿qué son? ¿Cómo se obtienen? ¿Para qué sirven? ¿Qué problemas o enfermedades pueden aliviar?

En 50 minutos, iníciate en el mundo de los aceites esenciales y descubre sus diferentes usos, tanto para aliviar numerosas afecciones, embellecer la piel o mejorar tu bienestar como para purificar tu hogar. Descúbrelos y aprende a usarlos en casa con total seguridad para sentirte bien y vivir en un ambiente más sano.

ADVERTENCIA

La automedicación no está recomendada y es importante recurrir a un médico especialista en aromaterapia para emplear los aceites esenciales, sobre todo por vía oral —ya que pueden tener diversos efectos y son tóxicos—. Por ello, solo podemos emplearlos sin supervisión médica si respetamos algunos principios de precaución.

- Los aceites esenciales no deben servir como sustitutos a un tratamiento médico y a una alimentación equilibrada.
- Algunos aceites esenciales son dermocáusticos. Salvo excepciones, no hay que aplicarlos sin diluir directamente sobre la piel y las mucosas.
- Lavarse siempre las manos después de utilizarlos.
- Evitar cualquier contacto con los ojos; no aplicarlos en el conducto auditivo ni en el área anogenital.
- Los aceites esenciales son insolubles en agua, por lo que nunca hay que intentar diluirlos en un vaso de agua. Al hacerlo, corremos el riesgo

de irritar el contorno de la boca sin ingerir las cantidades necesarias para curarnos. De la misma forma, no pondremos directamente aceites esenciales en el agua del baño, sino que los disolveremos primero en una base hidrodispersante como un gel de baño neutro o un aceite vegetal.

- Nunca administrar aceites esenciales por vía oral a niños menores de 7 años y mantenerlos siempre fuera del alcance de los niños.

- Respetar las posologías, la vía de absorción y la duración del tratamiento indicados por el médico en caso de que consultes a un aromaterapeuta.

- Utilizar siempre los aceites esenciales durante un período breve (tres semanas como máximo) y, si es necesario, respetar una ventana terapéutica de una semana entre dos curas.

- Evitar la exposición solar después de aplicarte aceites esenciales fotosensibles (esencialmente los extraídos de cítricos).

- En caso de emplear un espray de aceites esenciales, nunca pulverizar en presencia de niños menores de 30 meses. En ese caso, esperar al menos 30 minutos antes de que el niño pueda entrar en la habitación. Actuar de la misma manera con mujeres embarazadas y con personas asmáticas o alérgicas a los perfumes. Tras la difusión, habrá que airear la habitación.

- No utilizar difusores durante el sueño para no sobrecargar el ambiente de moléculas aromáticas que se volverían agresivas para las mucosas.
- Evitar emplear aceites esenciales demasiado antiguos (ver la fecha de caducidad) que puedan estar oxidados y peroxidados y que pueden provocar alergias o, incluso, ser cancerígenos.
- Atención: si tienes un gato, es necesario tener cuidado, ya que son muy sensibles a los aceites esenciales, puesto que no solo poseen un olfato muy desarrollado (por lo que los aceites esenciales pueden sobrecargar su órgano vomeronasal y volverlo apático o agresivo), sino que, sobre todo, los gatos carecen de las enzimas necesarias para transformar y eliminar las sustancias fenólicas que existen en los aceites esenciales y que podría ingerir lamiéndose durante su lavado, por ejemplo. También se corre el riesgo de que sufra una hepatitis tóxica.

Todas estas precauciones también se aplican cuando se emplean los aceites esenciales en productos domésticos o cosméticos.

Cuando se quiere utilizar un aceite esencial, es conveniente tener en cuenta algunas contraindicaciones:

- en caso de alergia conocida a los aceites esenciales o a uno de sus compuestos;
- durante un embarazo (riesgo de aborto espontáneo del feto) y lactancia;
- en bebés y niños menores de 30 meses, ya que existe un riesgo de intoxicación por acumulación de aceites esenciales en el sistema nervioso central;
- en los niños con antecedentes de epilepsia o de convulsiones febriles;
- para las personas asmáticas, puesto que los aceites esenciales pueden irritar el sistema respiratorio y desencadenar una crisis asmática;
- para las personas epilépticas;
- para las personas con una deficiencia de G6PD (fabismo), que deben evitar los aceites esenciales con base de salicilato de metilo (aceite de gaulteria) o mentol (menta piperita) ya que en caso de absorción, podría resultar en una anemia (carencia de glóbulos rojos) y una ictericia (es decir, coloración amarillenta).

TENER EL REFLEJO ADECUADO

Antes de comprar un aceite esencial, ten el reflejo de comprobar lo que se indica en la etiqueta.

Elige un aceite esencial 100 % puro y natural, 100 % bío, 100 % extraído sin solventes de síntesis y 100 % total, es decir, que contenga la totalidad de los principios aromáticos.

Comprueba que posee la denominación AEBBD (Aceite Esencial Botánica y Bioquímicamente Definido), es decir, en los que en la etiqueta aparezca el nombre latino de la planta, la parte de la planta utilizada, el quimiotipo y el país de origen) o AEQT (Aceite Esencial Quimiotipado), que son etiquetas que garantizan la calidad de los aceites esenciales y que previenen contra todo riesgo de fraude o sustitución.

¿QUÉ ES UN ACEITE ESENCIAL?

Los aceites esenciales no son cuerpos grasos aceitosos, al contrario de lo que su nombre podría sugerir. Un aceite esencial es el conjunto de compuestos orgánicos y volátiles de una planta aromática. Está formado por una mezcla de numerosos compuestos químicos concentrados en principios activos de distintas naturalezas: antiséptico, bactericida, antiinflamatorio, vermífugo, antiespasmódico, revitalizante, etc.

La composición química de un aceite esencial varía en función del modo de extracción, del periodo de recolecta de la planta y de su ecosistema (altitud, exposición solar, humedad, etc.). Esto son lo que llamamos «quimiotipos», que definen la o las moléculas mayoritarias y bioquímicamente activas. Es importante conocerlos, ya que dos quimiotipos diferentes de una misma planta presentarán acciones terapéuticas —y una toxicidad— diferentes. Por ejemplo, el mirto verde (*Myrtus communis* CT 1.8 cineol), más estimulante, se distingue del mirto rojo (*Myrtus* communis CT acetato de mirtenilo), muy antiespasmódico.

HISTORIA DE LOS ACEITES ESENCIALES

Desde hace miles de años, las plantas aromáticas son reconocidas por sus propiedades terapéuticas. Hace ya 40 000 años, los aborígenes de Australia empleaban ciertas plantas para curarse.

Durante la Antigüedad (4500 a. C.), los egipcios dominan el arte de la destilación, gracias a la cual aíslan los aromas. Estos aromas sirven como medio de seducción, pero también forman parte integrante de la religión (como su empleo para el embalsamamiento de cadáveres). Para destilarlos, los egipcios maceran las plantas en agua hirviendo, en la que sumergen los tejidos, seguido de un secado manual de los mismos. El modo de administración suele ser la aplicación cutánea gracias a pomadas y bálsamos.

Los persas (4000 a. C.), en Mesopotamia, también dominan el arte de la destilación y de la fumigación. Mediante la combustión de los vegetales, que produce vapor de agua cargado de principios activos de la planta, esta técnica permite sanear el aire e inhalar los aceites esenciales. Por ejemplo, hierven hojas de eucalipto para desinfectar una habitación. Aunque en un principio el uso de los aceites esenciales se limita al ámbito de la perfumería, a continuación llega al ámbito médico con una connotación religiosa muy importante. En efecto, los aceites esenciales permiten en primer lugar curar el espíritu antes de hacer lo propio con el cuerpo. Al estar purificados, permiten prepararse para al encuentro con los dioses después de la muerte.

En China (2800 a. C.), la medicina tradicional los emplea y la primera obra sobre las recetas a base de aceites esenciales habría sido escrita por el mítico emperador Shennong. En realidad, esta obra podría ser una compilación escrita de saberes orales antiguos: el texto original se ha perdido y su reconstitución parece imposible.

Los incas, mayas y aztecas también recurren a las plantas medicinales para curarse, para sus rituales religiosos o para un uso doméstico.

Los griegos (300 a. C.) emplean los aceites esenciales en perfumería, y es Alejandro Magno (rey de Macedonia, 356 a. C.-323 a. C.) quien se refiere a los beneficios en el ámbito médico tras la conquista de Egipto. Aquí los aceites esenciales también están fuertemente ligados a la religión, ya que la mitología griega atribuye su descubrimiento a las divinidades. Hipócrates (médico griego, 460 a. C.-370 a. C.), Aristóteles (filósofo griego, 384 a. C.-322 a. C.) y Teofrasto (filósofo griego, 371 a. C.-288 a. C.) redactan obras sobre el uso de plantas medicinales.

Los romanos (150 a. C.) también los prescriben. Los emplean en perfumería como elemento de seducción y les otorgan un papel importante en el ámbito religioso.

UN REFERENTE A TRAVÉS DE LOS SIGLOS

El médico Dioscórides, nacido en el siglo I en una provincia romana de la actual Turquía, redacta un libro en griego, conocido por su nombre en latín *De Materia Medica*, considerado la referencia en farmacología europea y musulmana hasta nada más y nada menos que el Renacimiento.

A lo largo de la Edad Media, los aceites esenciales se reservan a los monasterios y a las casas de la nobleza. Forman parte integrante de la búsqueda del remedio universal de la inmortalidad; como el médico no sabría curar el cuerpo sin curar el alma, es en los monasterios donde se encuentra todo el saber. La autoridad religiosa prohíbe el uso profano del perfume. Así, las mujeres que manipulan las hierbas y que poseen conocimientos sobre las plantas medicinales son consideradas malvadas: para la Inquisición, si conocen el secreto para curar, también conocen los secretos para hacer el mal.

Avicena (980-1037), médico y filósofo de origen persa, concibe el principio de la destilación de las plantas aromáticas que permite obtener un aceite esencial puro y desarrolla el alambique, pero hay que esperar hasta el siglo XII para que los cruzados traigan con ellos este alambique a vapor.

En el siglo XVI, se utiliza la serpentina para enfriar los vapores, que reemplaza a los tejidos y las esponjas mojadas que se colocaban en el capitel de los alambiques. A partir de este momento, los aceites esenciales se utilizan y emplean como tal.

Habrá que esperar a 1928 para que René-Maurice Gattefossé (químico francés, 1881-1950) invente el término «aromaterapia». A pesar de sus trabajos de investigación sobre los aceites esenciales, demostrando su eficacia en el ámbito médico, estos no tienen el éxito merecido. También hay que decir que esta es la época en la que aparecen las moléculas de síntesis y que la eficacia de los aceites esenciales es degradada entre el público.

En 1964, el doctor Jean Valnet (1920-1995) relanza la fitoterapia (medicina basada en los extractos de las plantas) y la aromaterapia para uso de los médicos y del gran público. Será el primero en proponer una posología de los aceites esenciales.

MÉTODOS DE FABRICACIÓN

Los aceites esenciales se extraen de las plantas aromáticas. Estas plantas representan entorno a un 10 % del mundo vegetal y sintetizan sustancias olorosas y volátiles a partir de células secretoras que pueden encontrarse en distintas partes de la planta (flores, hojas, raíces, frutos, etc.).

Existen varios métodos de extracción de los aceites esenciales: la destilación por vapor, la destilación en seco, la expresión mecánica en frío, la maceración y la extracción con disolventes. La destilación por vapor de agua y la expresión mecánica en frío son las únicas aceptadas por los aceites esenciales destinados a la aromaterapia, ya que permiten obtener un aceite esencial puro respetando su composición química. La maceración y la extracción con disolventes se emplean en perfumería.

El rendimiento es generalmente muy débil: se

necesitan kilos de plantas para obtener un frasquito de aceite esencial, lo que explica el precio a veces elevado de los aceites esenciales.

LA DESTILACIÓN POR VAPOR

Este procedimiento se utiliza desde la Antigüedad, pero son los árabes los que desarrollaron el método empleado hoy en día.

Colocamos las partes de la planta que deseamos emplear sobre una placa perforada en la caldera del alambique. El vapor de agua pasa a través de esta placa y hace explotar las células vegetales que contienen los aceites esenciales. Estas se evaporan con el calor y pasan con el vapor de agua por una serpentina refrigerante, donde se condensan en forma líquida. Así, recogemos un destilado compuesto por aceite esencial y agua en un decantador o «vaso florentino». Por decantación, podremos separar el agua del aceite esencial. Por su parte, el agua de destilación obtenida, llamada «hidrolato», podrá emplearse en perfumería o alimentación.

La destilación por vapor de agua a baja presión (entre 0,05 y 0,010 bar) a una temperatura de 100 °C como máximo es la que mejor respeta los componentes de los aceites esenciales.

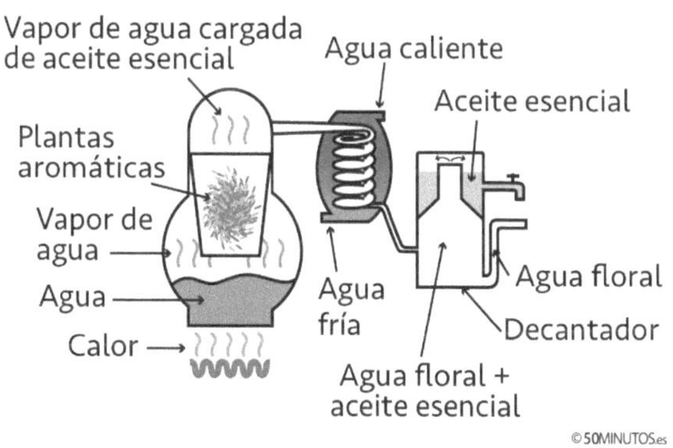

| La destilación por vapor.

LA EXPRESIÓN MECÁNICA EN FRÍO

Esta técnica, utilizada para extraer los aceites esenciales contenidos en la corteza de los cítricos, aparece en Sicilia y en Calabria (Italia) en el siglo XIX.

Se hace estallar por compresión o abrasión las «bolsas de esencias» contenidas en las cáscaras frescas para recoger los aceites esenciales. Por tanto, estos no son puros, sino que contienen ceras y otros principios activos no volátiles, además de deshechos vegetales. Así pues, a continuación, hay que centrifugar, filtrar y decantar la solución para extraer de la misma aceites esenciales puros.

¿SABÍAS QUE...?

Antiguamente se empleaba el término «esencia». Hoy en día, este ha sido reemplazado por «aceite esencial» cuando hablamos del producto de la destilación o de la expresión mecánica. Las palabras «esencia aromática» solo representan hoy en día un líquido volátil y aromático secretado por las plantas aromáticas. Este cambio de nombre está justificado porque las moléculas aromáticas de la esencia de una planta se modifican durante la producción de los aceites esenciales por oxidación, hidrólisis, etc.

LA AROMATERAPIA

El término «aromaterapia» significa literalmente «curación mediante olores» y designa el empleo de los aceites esenciales con fines terapéuticos.

La aromaterapia forma parte de las terapias holísticas, fundadas en la noción de curación teniendo en cuenta al conjunto del ser humano. Así, modifican nuestro estado tanto físico como psíquico o emocional (incluso, para algunos, mental y espiritual en el más amplio sentido del término).

Distinguimos:

- la aromaterapia clínica, que emplea los aceites esenciales para tratar un síntoma o una enfermedad;
- la aromaterapia holística, que mira al hombre en su globalidad. En este caso, se eligen los aceites esenciales para restablecer y armonizar un desequilibrio funcional local o global que engendra la enfermedad;
- la aromaterapia estética, que emplea los

aceites esenciales para el bienestar (masajes, baños, cuidados dermatológicos, etc.) fuera de un contexto médico.

En aromaterapia, de manera general, hay que prestarle atención a las vías de administración de los aceites esenciales, ya que no responden a las mismas necesidades ni a las mismas precauciones de empleo.

- **Vía cutánea**. Es la vía privilegiada, ya que los aceites esenciales son capaces de penetrar rápidamente en la piel y en los tejidos debido a su carácter lipófilo. Para evitar riesgos de quemaduras en la piel, sobre todo con los aceites esenciales fenólicos, se diluirán en una base de aceite vegetal (aceite de almendra dulce, de argán, de oliva, etc.). Hay que tener cuidado con las dosis:
  ◦ en aplicación cutánea: de 4 a 5 gotas de aceites esenciales para los niños, de 6 a 10 gotas para los adultos (siempre mezcladas con 2 cucharadas de aceite vegetal);
  ◦ en masaje: mezclar entre 50 y 100 gotas de aceites esenciales por cada 100 ml de aceite vegetal;
  ◦ en el baño: diluir unas 20 gotas de aceites

esenciales en una cucharada sopera de base neutra para el baño. La temperatura del baño no debe exceder los 38 °C para evitar cualquier riesgo de quemadura. La duración aconsejada del baño es de 10 a 20 minutos;
  ◦ en tratamientos de belleza: mezclar de 1 a 2 gotas de aceites esenciales en tu crema, champú o leche corporal (aplicar el tamaño de un guisante).

- **Vía respiratoria**. Ya sea mediante un difusor adaptado, por vaporización en el aire, aplicando algunas gotas en un pañuelo o por inhalación mediante un cuenco de agua caliente.
  ◦ En inhalación húmeda: de 2 a 3 gotas de aceites esenciales en un cuenco de agua caliente, 3 veces al día.
  ◦ En inhalación seca: de 2 a 3 gotas de aceites esenciales en un pañuelo o en tu almohada.
  ◦ Difusor: de 5 a 10 gotas. La duración máxima de utilización es de entre 10 y 15 minutos para no sobrecargar la atmósfera.

- **Vía oral**. Esta vía, que solo conviene a algunos aceites esenciales (como los de romero, lavanda, menta piperita, bergamota, limón amarillo, albahaca, etc.), permite una dosis muy precisa pero se debe respetar estrictamente la posología prescrita. Colocaremos las gotas en un trozo de azúcar, miel, un poco de yogurt, un aceite vegetal o un comprimido neutro para evitar lesiones en las mucosas. Sin embargo, lo mejor es recibir los aceites esenciales a través de cápsulas preparadas por el farmacéutico. También existen especialidades comerciales a base de aceites esenciales que se venden en farmacias y que están adaptadas para ser tomadas por vía oral, con el fin de evitar el riesgo de causticidad. La dosis varía dependiendo de la edad:

  ◦ en un adulto: 2 gotas de aceite esencial por toma, 3 o 4 veces al día;
  ◦ en un niño mayor de 7 años: 1 gota de aceite esencial por toma, 3 veces al día.

- **Otras vías internas** (bajo control médico).
  ◦ Enjuagues y gárgaras: solución muy diluida (de 1 a 5 %) en etanol 80 %;
  ◦ Supositorios y óvulos: concentración final de aceites esenciales de 3 a 5 %, preparación hecha en la farmacia.

EMPLEO DE LOS ACEITES ESENCIALES EN AROMATERAPIA

Los aceites esenciales se emplean por distintos motivos.

- Sanear el ambiente gracias a sus virtudes antisépticas, antibacterianas, antivirales, acaricidas y fungicidas.
- Aliviar los síntomas, por ejemplo, cuando existe una infección otorrinolaringológica (rinitis, rinofaringitis, gripe, alergia estacional, etc.), problemas digestivos, etc.
- Favorecer un sueño de mejor calidad y ayudar a dormir.
- Luchar contra el estrés y los síntomas que lo acompañan (fatiga, insomnio, ansiedad, dolor de espalda, etc.).
- Aliviar dolores musculares y en las articulaciones.
- Aliviar los dolores de cabeza y las neuralgias.
- Tratar las lesiones cutáneas gracias a sus principios cicatrizantes, antiinflamatorios y antisépticos.
- Combatir los piojos.
- Protegerse de los mosquitos.

• Sentirse bien: masajes, cuidados cutáneos, etc.

Impulsar la eficacia de los aceites esenciales

En aromaterapia, es posible crear lo que llamamos «sinergias de aceites esenciales». Una sinergia es, o bien una mezcla de aceites esenciales con propiedades terapéuticas complementarias, lo que permite obtener un espectro de acción más amplio, o bien un conjunto de aceites esenciales con virtudes similares pero cuyo resultado se ve amplificado gracias a la mezcla.

ALGUNOS ACEITES ESENCIALES EMPLEADOS EN AROMATERAPIA

El árbol del té (*melaleuca alternifolia*, *tea tree* en inglés)

- **Propiedades:** antisépticas, bactericidas, antivirales, fungicidas, antiparasitarias, antiinflamatorias, antioxidantes, cicatrizantes, inmunoestimulantes.
- **Indicaciones:**
  - infecciones bacterianas o virales otorrinolaringológicas y respiratorias (sinusitis, anginas, bronquitis, gripe, otitis), urinarias (cistitis), vaginales (vaginitis) y bucales (gingivitis, aftas).
  - acné, abscesos, herpes labial, micosis, psoriasis, picaduras de insectos;
  - cabello graso, piojos.
- **Modos de empleo:**
  - vía oral (por indicación médica);
  - vía cutánea;
  - inhalación.

Bergamota (*citrus bergamia*)

- **Propiedades:** antisépticas, antiespasmódicas, digestivas, calmantes.
- **Indicaciones:**
  - falta de apetito y problemas de digestión;
  - infecciones intestinales, colitis, flatulencias, estreñimiento;
  - problemas para dormir, nerviosismo;
  - acné, eczema, prurito (picazón);
  - cabello graso.
- **Modos de empleo:**
  - vía oral (por indicación médica);
  - vía cutánea;
  - difusión atmosférica.

Manzanilla romana (*chamaemelum nobile*)

- **Propiedades:** antiespasmódicas, digestivas, tonificantes, antálgicas, antianémicas, febrífugas, vermífugas, emenagogas, relajantes, cicatrizantes, antiinflamatorias.
- **Indicaciones:**
  - facilitar la digestión, regular la menstruación;
  - combatir el estrés, favorecer el sueño;
  - pieles irritadas, sobre todo las secas y maduras;
  - inflamaciones cutáneas, dolores, neuralgias;
  - aclarar los cabellos rubios.
- **Modos de empleo:**
  - vía oral (por indicación médica);
  - vía cutánea;
  - inhalación;
  - difusión atmosférica.

Canela de Ceilán (*cinnamomum verum*)

- **Propiedades:** antisépticas, antibacterianas, antiparasitarias, antimicóticas, antiespasmódicas, tonificantes, estimulantes del sistema cardiaco, respiratorio e inmunológico.
- **Indicaciones:**
  - infecciones bacterianas o virales;
  - estados de fatiga general;
  - agujetas, calambres;
  - heridas infectadas, picaduras de insectos;
  - estimular el sistema cardiovascular.
- **Modos de empleo:**
  - vía oral (por indicación médica);
  - vía cutánea;
  - difusión atmosférica.

Limón amarillo (*citrus limon*)

- **Propiedades:** antisépticas, antivirales, bactericidas, antimicóticas, tonificantes, depurativas, ansiolíticas, antianémicas, adelgazantes.
- **Indicaciones:**
  - anemia;
  - fatiga, problemas de memoria;
  - enfermedades otorrinolaringológicas o pulmonares;
  - problemas digestivos, hepáticos;
  - náuseas y mareos;
  - problemas circulatorios;
  - saneamiento del aire durante periodos de contagio;
  - contra los mosquitos.
- **Modos de empleo:**
  - vía oral (por indicación médica);
  - vía cutánea;
  - difusión atmosférica.

Citronela de Java (*cymbopogon winterianus*)

- **Propiedades:** antisépticas, antiinfecciosas, antimicóticas, antiinflamatorias, antirreumáticas, antiparasitarias, antiespasmódicas, repelente de mosquitos.
- **Indicaciones:**
  - afecciones cutáneas (acné, micosis);
  - picaduras de insectos;
  - espasmos intestinales;
  - calmar las crisis reumáticas, los dolores articulares, la artritis, las tendinitis;
  - contra los mosquitos.
- **Modos de empleo:**
  - vía oral (por indicación médica);
  - vía cutánea;
  - difusión atmosférica.

Eucalipto globulus (*eucalyptus globulus*)

- **Propiedades:** antisépticas, antibacterianas, antivirales, antimicóticas, descongestionantes y expectorantes, refrescantes, repelente de insectos.
- **Indicaciones:**
  - despejar las vías respiratorias;
  - infecciones broncopulmonares;
  - infecciones urinarias;
  - candidiasis;
  - como prevención y tratamiento de rinitis, bronquitis, anginas, laringitis, rinofaringitis.
- **Modos de empleo:**
  - vía oral (por indicación médica);
  - vía cutánea;
  - inhalación;
  - difusión atmosférica.

Eucalipto radiata (*eucalyptus radiata*)

- **Propiedades:** antivirales, bactericidas, antimicóticas, parasiticidas, antiinflamatorias, antitusígenas, expectorantes, inmunoestimulantes, energizantes.
- **Indicaciones:**
  - afecciones de las vías respiratorias superiores;
  - estados griposos;
  - calmar la tos;
  - tratar el herpes, las infecciones urinarias, las candidiasis;
  - dar un impulso después del invierno.
- **Modos de empleo:**
  - vía oral (por indicación médica);
  - vía cutánea;
  - gargarismos;
  - difusión atmosférica.

Gaulteria (*gaultheria procumbens*)

- **Propiedades:** antiinflamatorias, anestésicas, analgésicas, antiespasmódicas, rubefacientes.
- **Indicaciones:**
  - calambres, contracturas, dolores musculares;
  - dolores lumbares, ciática;
  - dolores articulares, reumatismos, poliartritis;
  - tendinitis.
- **Modos de empleo:** vía cutánea.

Geranio bourbon (*pelargonium graveolens*)

- **Propiedades:** antivirales, antimicóticas, antiinflamatorias, cicatrizantes, reafirmantes, drenantes, repelente de insectos.
- **Indicaciones:**
  - infecciones intestinales, urinarias y pulmonares;
  - micosis;
  - retención de líquidos, celulitis, sobrepeso;
  - prevención de estrías;
  - transpiración excesiva;
  - quemaduras, eczemas;
  - picaduras de insectos.
- **Modos de empleo:**
  - vía oral (por indicación médica);
  - vía cutánea;
  - inhalación;
  - difusión atmosférica.

Clavo (*eugenia caryophyllus*)

- **Propiedades:** antivirales, antimicóticas, bactericidas, antálgicas, anestésicas, cicatrizantes, calmantes, sedantes.
- **Indicaciones:**
  - infecciones respiratorias, intestinales, urinarias;
  - dolores dentales, pequeñas llagas bucales;
  - facilitar la digestión, estreñimiento;
  - estimulante físico e intelectual.
- **Modos de empleo:**
  - vía oral (por indicación médica);
  - vía cutánea;
  - gargarismos;
  - inhalación;
  - difusión atmosférica.

Siempreviva o helicriso (*helichrysum italicum*)

- **Propiedades:** antivirales, bactericidas, anticoagulantes, contra hematomas, antiinflamatorias, antiespasmódicas, cicatrizantes, dotado de propiedades dermocosméticas.
- **Indicaciones:**
  - golpes, contusiones;
  - insuficiencia venosa, fragilidad de los capilares, varices;
  - herpes, acné, dermatosis, estrías;
  - antiarrugas.
- **Modos de empleo:**
  - vía oral (por indicación médica);
  - vía cutánea.

Lavanda (*lavande angustifolia*)

- **Propiedades:** sedantes, ansiolíticas, antálgicas, anestésicas locales, antiinflamatorias, antiinfecciosas, antimicóticas, antiparasitarias, cicatrizantes, hipotensivas, antiespasmódicas.
- **Indicaciones:**
  - dificultades para quedarse dormido y problemas para dormir;
  - estrés, irritabilidad;
  - migraña;
  - problemas de concentración;
  - problemas de la menopausia;
  - combatir los piojos;
  - calambres y contracturas musculares;
  - evitar infecciones en quemaduras, heridas y picaduras.
- **Modos de empleo:**
  - vía oral (por indicación médica);
  - vía cutánea;
  - inhalación;
  - difusión atmosférica.

Lavandín (*lavandula hybrida abrialis*)

- **Propiedades:** calmantes, descontracturantes, relajantes, sedantes, antiestrés, antiespasmódicas, antálgicas, antiinflamatorias, bactericidas.
- **Indicaciones:**
  - estado depresivo ligero;
  - migraña;
  - dificultades para quedarse dormido y problemas para dormir;
  - dermatosis infecciosas, heridas, quemaduras, úlceras;
  - calambres y contracturas musculares.
- **Modos de empleo:**
  - vía oral (por indicación médica);
  - vía cutánea;
  - difusión atmosférica.

Menta piperita (*mentha piperita*)

- **Propiedades:** antálgicas, antivirales, antimicóticas, antiinflamatorias, antiespasmódicas, vasoconstrictivas, tónicas, antioxidantes.
- **Indicaciones:**
  - infecciones respiratorias;
  - problemas gastrointestinales;
  - náuseas;
  - mareos;
  - mejorar la concentración;
  - irritaciones y picazón cutánea;
  - herpes, herpes zóster;
  - quemaduras solares;
  - dolores musculares;
  - neuralgias y dolores de cabeza.
- **Modos de empleo:**
  - vía oral (por indicación médica);
  - vía cutánea;
  - inhalación;
  - difusión atmosférica.

Niauli (*melaleuca quinquenervia*)

- **Propiedades:** antivirales, bactericidas, anti-micóticas, antiparasitarias, antiinflamatorias, expectorantes, descongestionantes, mucolíticas, cicatrizantes, insectífugas.
- **Indicaciones:**
  - infecciones respiratorias;
  - infecciones virales;
  - infecciones urológicas;
  - infecciones ginecológicas;
  - afecciones cutáneas;
  - picaduras de insectos;
  - quemaduras solares;
  - prevención de las quemaduras causadas por la radioterapia.
- **Modos de empleo:**
  - vía oral (por indicación médica);
  - vía cutánea;
  - inhalación;
  - difusión atmosférica.

Naranja dulce (*citrus sinensis*)

- **Propiedades:** bactericidas, antivirales, antimicóticas, calmantes, sedantes, antiestrés, coleréticas, colagogas, antináuseas, reguladoras de problemas digestivos, saneadoras, ambientadoras.
- **Indicaciones:**
  - ansiedad, estrés, insomnio;
  - palpitaciones cardíacas;
  - favorecer el sueño;
  - facilitar la evacuación de la bilis, facilitar la digestión;
  - dar apetito;
  - picaduras de insectos;
  - purificar y perfumar el aire.
- **Modos de empleo:**
  - vía oral (por indicación médica);
  - vía cutánea;
  - difusión atmosférica.

Pomelo (*citrus paradisi*)

- **Propiedades:** antisépticas, antivirales, bactericidas, antimicóticas, antidepresivas, detoxificantes para el hígado, diuréticas, cardiotónicas, inmunoestimulantes, antioxidantes.
- **Indicaciones:**
  - problemas digestivos;
  - estados depresivos;
  - favorecer la eliminación de toxinas;
  - retención de líquidos;
  - celulitis;
  - refrescante;
  - acabar con los malos olores y purificar el aire.
- Modos de empleo:
  - vía oral (por indicación médica);
  - vía cutánea;
  - difusión atmosférica.

Naranjo amargo (*citrus aurantium*)

- **Propiedades:** bactericidas, antimicóticas, antiespasmódicas, antálgicas, ansiolíticas, inmunoestimulantes, cicatrizantes.
- **Indicaciones:**
  - recuperar el sueño profundo;
  - estrés, ansiedad;
  - infecciones cutáneas;
  - calambres y contracturas musculares;
  - tos;
  - problemas digestivos;
  - cabello graso.
- **Modos de empleo:**
  - vía oral (por indicación médica);
  - vía cutánea;
  - inhalación;
  - difusión atmosférica.

Pino silvestre (*pinus sylvestris*)

- **Propiedades:** antiinflamatorias, bactericidas, antivirales, antineurálgicas, antisépticas, respiratorias, expectorantes, descongestionantes, diuréticas, tonificantes, antálgicas percutáneas, insecticidas.
- **Indicaciones:**
  - infecciones respiratorias;
  - gripe;
  - dolores musculares y reumáticos;
  - infecciones urinarias;
  - reglas dolorosas;
  - problemas circulatorios;
  - fatiga, astenia, agotamiento, convalecencia.
- Modos de empleo:
  - vía oral (por indicación médica);
  - vía cutánea;
  - inhalación;
  - difusión atmosférica.

Ravintsara (*cinnamomum camphora*)

- **Propiedades:** antivirales, bactericidas, antimicóticas, antiinflamatorias, expectorantes, inmunoestimulantes, tónicas, antiespasmódicas.
- **Indicaciones:**
  - infecciones respiratorias;
  - gastroenteritis;
  - herpes, herpes zóster;
  - contracturas musculares;
  - artrosis, reumatismos;
  - fatiga, convalecencia.
- Modos de empleo:
  - vía oral (por indicación médica);
  - vía cutánea;
  - inhalación;
  - difusión atmosférica.

Romero (*rosmarinum officinalis*)

- **Propiedades:** antivirales, bactericidas, antiinflamatorias, cardiotónicas, descongestionantes, expectorantes, diuréticas, estimulantes, digestivas.
- **Indicaciones:**
  - dolores articulares, reumatismos;
  - calambres musculares;
  - facilitar la digestión;
  - diarrea;
  - infección de las vías respiratorias, gripe;
  - dolores de cabeza;
  - fatiga;
  - para estimular la memoria y la concentración;
  - caída de cabello.
- Modos de empleo:
  - vía oral (por indicación médica);
  - vía cutánea;
  - inhalación;
  - difusión atmosférica.

Salvia esclarea (*salvia sclarea*)

- **Propiedades:** antivirales, bactericidas, antiinflamatorias, antiespasmódicas, antitranspirantes, calmantes, flebotónicas, euforizantes, estimulantes y regeneradoras celulares.
- **Indicaciones:**
  - problemas de la menopausia, reglas dolorosas, ciclos irregulares;
  - trastornos del sueño;
  - calambres y contracturas musculares;
  - espasmos digestivos;
  - afecciones cutáneas;
  - gingivitis;
  - regular la transpiración.
- Modos de empleo:
  - vía oral (por indicación médica);
  - vía cutánea;
  - difusión atmosférica.

Ylang ylang (*cananga odorata*)

- **Propiedades:** bactericidas, antimicóticas, antiinflamatorias, antioxidantes, antiestrés, reguladoras del sistema cardíaco, cicatrizantes, antálgicas.
- **Indicaciones:**
  - palpitaciones, arritmias cardiacas, hipertensión;
  - estrés, ansiedad, estados depresivos;
  - problemas para dormir;
  - desinfectar heridas;
  - acné;
  - picaduras de insectos;
  - pacientes de cuidados paliativos con morfina.
- Modos de empleo:
  - vía oral (por indicación médica);
  - vía cutánea;
  - difusión atmosférica.

CURAR ALGUNOS MALES

Se acabaron los resfriados

Por inhalación: en un cuenco con agua hirviendo, añade 6 gotas de un aceite esencial o 2 gotas de 3 aceites esenciales distintos a elegir entre los siguientes: árbol del té, eucalipto limonero, eucalipto radiata, lavanda, lavandín súper, menta piperita, niauli, pino silvestre, romero cineol. Respirar el vapor durante unos 5 minutos.

Dolores de cabeza ocasionales

Colocar 1 gota de aceite esencial de menta piperita en cada dedo índice para masajear las sienes y la nuca prestando atención en evitar el contacto con los ojos.

Fatiga

Verter 1 gota de aceite esencial de limón amarillo en una cucharadita de miel. Tomarlo 3 veces al día entre las comidas durante 2 o 3 semanas.

Reumatismos

Colocar un aceite vegetal (aceite de árnica, de

avellana, de uva, de oliva, etc.) en la palma de la mano. Añadir 1 gota de aceite esencial de lavanda, de jengibre y de gaulteria si el dolor es muy fuerte y masajear la articulación dolorida.

Quemaduras

Aplicar de 1 a 2 gotas de aceite esencial de lavandin abrial sobre la quemadura, entre 2 y 3 veces al día.

Herpes labial

Aplicar de 1 a 2 gotas de aceite esencial de árbol del te varias veces al día desde el momento de la aparición de los primeros síntomas.

Hematoma (moradura, bulto)

Aplicar 2 gotas de aceite esencial de siempreviva lo antes posible después del golpe y que renovaremos cada 10 minutos evitando superar las 6 gotas. También puedes hacer una mezcla de 10 % de siempreviva y 90 % de aceite de árnica masajeando bien. Renovarla varias veces al día si es necesario. Atención, no emplear sobre una herida abierta.

Acné

Aplicar 1 gota de aceite esencial de árbol del té sobre cada grano, 3 veces al día.

RECETAS CASERAS PARA SENTIRSE BIEN

Para limpiar la piel del rostro en profundidad

Verter en una ensaladera 3 tazas de agua hirviendo con 4 gotas de aceite esencial:

- ylang ylang para las pieles secas;
- caléndula para las pieles normales;
- menta piperita para las pieles grasas.

Inclínate encima de la ensaladera manteniéndote a al menos 25 cm de la misma. Cúbrete la cabeza con una toalla y realiza un baño de vapor durante 5 minutos. Aclara con agua fresca.

Loción relajante para el rostro

Coloca en un frasco de cristal opaco (para que el aceite esencial no se degrade con la luz) 5 gotas de aceite de lavanda y 5 cl de aceite de almendra dulce. Agita el frasco antes de emplearlo.

Para alisar el cabello indisciplinado o espeso

Vierte 1 o 2 gotas de aceite esencial de romero en la palma de tu mano y aplícalo sobre el cabello.

Para aclarar el pelo grueso

Coloca 30 gotas de aceite esencial de manzanilla romana en un frasco de 100 ml de champú neutro (o 2 gotas en una dosis de champú). Según el grado de aclarado deseado, deja reposar el champú entre 5 y 15 minutos. A continuación, aclara con abundante agua.

Desodorante en espray

Mezclar 100 ml de agua floral (hamamelis o flor de naranjo) y 40 gotas de aceite esencial de tu elección en un frasco vaporizador.

Por ejemplo:

- 100 ml de hamamelis, 20 gotas de aceite esencial de lavanda, 10 gotas de aceite esencial de árbol del té, 10 gotas de aceite esencial de limón;

- 100 ml de flor de naranjo, 20 gotas de geranio bourbon, 15 gotas de salvia esclarea, 5 gotas de lemongrass.

Lo importante es que el perfume sea de tu agrado. Agita bien el espray antes de cada uso.

Colonia casera

Verter en un frasco de cristal opaco:

- 150 ml de alcohol a 70 °C (o vodka);
- 100 gotas de aceite esencial de bergamota;
- 50 gotas de aceite esencial de limón;
- 50 gotas de aceite esencial de lavanda;
- 30 gotas de aceite esencial de azahar;
- 10 gotas de aceite esencial de romero.

Déjalo macerar durante 6 meses alejado de la luz antes de emplearlo.

UNA CASA NATURAL

¿Quién no sueña con vivir en un ambiente limpio y sano? En casa, es posible elaborar productos de limpieza compuestos con sustancias naturales biodegradables que permiten acabar con esos productos tóxicos y peligrosos responsables de una contaminación doméstica que provoca alergias, dolores de cabeza o enfermedades respiratorias como el asma.

Los aceites esenciales desempeñan un papel en estas preparaciones. Perfuman los productos de limpieza y sanean nuestros interiores. A continuación te presentamos algunas ideas de productos fáciles de realizar, así como una lista de aceites esenciales que se pueden usar a diario en casa.

PRODUCTO DE LIMPIEZA MULTIU-SOS CON VINAGRE DE ALCOHOL

Para limpiar los fregaderos de acero inoxidable, las superficies de la cocina, las superficies mo-dernas, etc., puedes colocar 300 ml de vinagre de alcohol, 150 ml de agua y 1 cucharadita de aceite esencial de eucalipto radiata en un frasco pulverizador. Vaporiza y frota con un paño suave. No hace falta aclarar.

PRODUCTO DE LIMPIEZA PARA EL SUELO

En un cubo de 2 litros, colocar:

- 0,75 litros de jabón negro (limpia y desinfecta);
- 0,5 litros de aceite de linaza (hace que el suelo brille, alimenta la madera y satura los poros de los baldosines);
- 0,5 litros de agua;
- 30 gotas de aceite esencial de árbol del té.

Agitar antes de usar. Usar de 1 a 2 tapones por medio cubo de agua caliente.

DETERGENTE LÍQUIDO

- Para la ropa blanca. Verter en un cubo con capacidad para 3 litros:
  - entre 35 y 40 gramos de jabón de Marsella rallado (según la consistencia del detergente deseada);

◦ 3 cucharadas soperas de bicarbonato;
◦ 1 litro de agua muy caliente.

Mezclar y dejar reposar una hora. A continuación, añadir 1 litro de agua tibia y 10 gotas de aceite esencial de limón para perfumar el detergente. Al día siguiente, añadir 1 litro de agua fría a la mezcla y, después, agitarla. Utilizar de 1 a 2 dl por lavado.

• Para los colores: reemplazar el bicarbonato por 3 cucharadas soperas de cristales de soda, que harán revivir los colores.

SUAVIZANTE PARA LA ROPA

Verter una taza de vinagre blanco o ¼ de taza de bicarbonato sódico en el compartimento de aclarado de la lavadora con algunas gotas de aceite esencial de lavanda, de limón, de eucalipto o de rosa si se quiere perfumar.

Colocar en un antiguo frasco de suavizante con tapón dosificador:

• 1 litro de vinagre de alcohol;
• 0,5 litros de agua destilada;
• 10 a 20 gotas de aceite esencial de árbol del té.

Agitar antes de usar. Introducir de 1 a 2 tapones en el compartimento para el suavizante según la dureza de tu agua.

PARA PERFUMAR LA CASA

Vierte algunas gotas de aceite esencial en un cuenco de agua colocado sobre un radiador o de 5 a 10 gotas de aceite esencial en un difusor siguiendo su modo de empleo.

Para crear tu perfume casero, puedes mezclar en un frasco de cristal opaco:

- 60 ml de alcohol a 70 °C (o vodka);
- 20 ml de agua destilada;
- 10 gotas de aceite esencial de limón;
- 10 gotas de aceite esencial de naranja dulce;
- 10 gotas de aceite esencial de pomelo;
- 10 gotas de aceite esencial de lavanda.

Deja macerar al menos dos semanas resguardado de la luz, agitándolo de vez en cuando antes de vaporizar la casa.

COMBATIR LOS MOSQUITOS

- Colocar en un difusor 10 gotas de aceite esen-

cial de citronela de Java y 10 gotas de aceite esencial de geranio bourbon.
• Emplear las mismas cantidades de aceite esencial de citronela de Java y de geranio bourbon en un pequeño vaporizador opaco. Vaporizar sobre la ropa, los manteles, las cortinas, etc.

MANTENIMIENTO DE LA MADERA

Colocar en un pequeño vaporizador:

• 5 cucharas soperas de zumo de limón o de vinagre;
• 5 cucharadas soperas de aceite de oliva;
• 15 gotas de aceite esencial de limón.

Vaporizar la superficie en cuestión y frotar con la ayuda de un paño suave.

Aceites esenciales	Propiedades
Árbol del té (*melaleuca alternifolia*)	• antibacterianas, fungicidas, parasiticidas, antivirales
Canela (*cinnamomum cassia* o *cinnamomum verum*)	• antisépticas, antibacterianas, antivirales, fungicidas, parasiticidas
Limón (*citrus limon*)	• antisépticas, antibacterianas, antivirales • buen olor a limpio
Citronela (*cymbopogon nardus* o *winterianus*)	• antisépticas, antibacterianas, repelente de insectos
Eucalyptus (*eucalyptus radiata* o *eucalyptus globulus*)	• antisépticas, antibacterianas, antivirales • buen olor a limpio
Clavo (*eugenia caryophyllus*)	• antibacterianas, fungicidas, parasiticidas, antivirales
Espliego (*lavendula spica*)	• antisépticas, bactericidas, antivirales, fungicidas, antipolillas • buen olor a limpio

Aceites esenciales	Propiedades
Menta piperita (*mentha piperita*)	• antisépticas, antibacterianas, antivirales, fungicidas, vermicidas
Pomelo (*citrus paradisi*)	• antiséptico aéreo
Pino silvestre (*pinus sylvestris*)	• antiséptico • buen olor a limpio
Abeto (*abies balsamea*)	• antiséptico • buen olor a limpio
Tomillo (*thymus vulgaris*)	• antibacterianas, antivirales, parasiticidas

| Tabla que resume los empleos domésticos.

Las personas siempre han buscado utilizar los múltiples beneficios de las plantas aromáticas, y han extraído, destilado y empleado los aceites esenciales tanto para curarse como en perfumería, tanto para mejorar su bienestar como para purificar su hogar. Hoy en día, los aceites esenciales ocupan un lugar central en la medicina natural, en el ámbito del bienestar y en el saneamiento de interiores en el día a día.

Sin embargo, también pueden representar un cierto peligro. Por tanto, es importante respetar correctamente los modos de empleo, sus dosis y las precauciones de uso para evitar cualquier accidente y aprovechar mejor sus virtudes. Para hacerlo, hay que descubrirlos: algunos farmacéuticos y herboristas se han formado para usarlos y podrán aconsejarte, los libros sobre aromaterapia se han vuelto accesibles a todos, y existen cada vez más talleres de iniciación que permiten a los participantes familiarizarse con algunos aceites esenciales y sus aplicaciones en el marco de los cuidados y de la salud a nivel familiar.

Sus usos en el hogar también son apreciables: no se necesitan productos complicados o costosos, sino que con algunos productos simples y ecológicos en casa podrías vivir en un ambiente más sano.

PREGUNTAS FRECUENTES

¿CÓMO CONSERVAR LOS ACEITES ESENCIALES?

Los aceites esenciales deben conservarse alejados de la luz solar, idealmente entre 5 y 30 °C, en un frasco en posición vertical (porque en posición horizontal se correría el riesgo de alterar el tapón). Cuando el frasco esté abierto, vuelve a colocar el tapón, ya que los aceites esenciales son volátiles y oxidables. Comprueba también su fecha de caducidad. La preparación a base de aceites esenciales y de aceites vegetales que habrás realizado tú mismo se conserva un máximo de 6 meses, ya que los primeros se estropean con rapidez. Sobre todo, no te olvides de mantenerlos fuera del alcance de los niños.

¿EN QUÉ SE DIFERENCIA UN ACEITE ESENCIAL DE UN ACEITE VEGETAL?

El aceite esencial se obtiene a partir de una planta

aromática. Está concentrado en principios activos. El aceite vegetal, por su parte, se extrae en primera presión en frío de un vegetal oleaginoso: almendra, avellana, semillas de girasol, semillas de trigo, argán, caléndula, etc.

¿EXISTE EL RIESGO DE ALERGIA CON LOS ACEITES ESENCIALES?

Sí, incluso si se trata de un producto natural. Entre el 1 y el 2 % de la población sería sensible a los aceites esenciales. La mayor parte del tiempo, la alergia ocurre por vía cutánea y no se manifiesta durante el primer contacto. El tiempo de incubación puede ser muy largo y a veces se necesitan varios años hasta que el individuo se haya sensibilizado. Por precaución, se aconseja realizar un test de tolerancia en el codo y examinar la reacción durante las 48 horas siguientes para comprobar que no existe alergia.

Tampoco olvides que ciertos aceites esenciales (cítricos) son fotosensibles y provocan reacciones cutáneas cuando la piel se expone a los UV. Por tanto, estos aceites se utilizarán preferentemente por la noche, nunca al sol.

¿QUÉ ACEITE COMPRAR PRIMERO?

Si solo pudieras comprar un aceite esencial, tendría que ser el de lavanda. Se trata de un aceite esencial polivalente, que posee propiedades antisépticas y antiinflamatorias. Así, puede curar numerosos males cotidianos. Tiene efectos relajantes y puede emplearse en todo tipo de pieles y de cabellos. En el hogar, sirve para perfumar la casa y la ropa.

¿QUÉ HACER EN CASO DE ACCIDENTE?

- En caso de accidente por contacto con un aceite esencial o del preparado resultante con los ojos o las mucosas, emplear un aceite vegetal (oliva, cacahuete, semillas de trigo, etc.) para aclarar la zona irritada y solubilizar el aceite esencial.
- En caso de inhalación, sacar a la víctima de la habitación para que pueda respirar aire fresco.
- En caso de ingestión de un aceite esencial, no hace falta provocarse el vómito, sino que hay que contactar con el médico o con el Centro Antiveneno.

- Cuando contactes con el médico o con el Centro Antiveneno, no olvides mencionar:
- el tipo de aceite esencial empleado y la cantidad ingerida;
- el tipo de exposición (ingestión, contacto cutáneo, contacto ocular, inhalación, etc.);
- la disolución o no del aceite esencial en un aceite vegetal, por ejemplo;
- el tiempo que ha pasado desde el accidente hasta la llamada;
- los síntomas;
- la edad de la víctima.

A veces es necesario realizar un lavado gástrico o un tratamiento adecuado en el hospital. No existe un antídoto específico contra los aceites esenciales, y el tratamiento es sintomático.

¿DÓNDE COMPRAR LOS ACEITES ESENCIALES?

Hoy en día podemos encontrar aceites esenciales no solo en farmacias o parafarmacias, en tiendas especializadas de productos ecológicos o naturales y de bienestar, sino también en internet, con la posibilidad de recibir un pedido por correo (procurando informarse bien acerca de las condiciones de envío). Sin embargo, la mejor solución sigue siendo encontrar un punto de venta que cuente con un especialista en aromaterapia, ya que podrá aconsejarte si es necesario y estará más atento al buen almacenamiento de los frascos en la tienda. Piensa que, para que la aromaterapia sea buena, es necesario contar con buena materia prima, es decir, con un aceite esencial de calidad.

¡Tu opinión nos interesa!
¡Deja un comentario en la página web de tu librería en línea,
y comparte tus favoritos en las redes sociales!

PARA IR MÁS ALLÁ

FUENTES BIBLIOGRÁFICAS

- Angenot, Luc. "Les effets toxiques en aroma-
thérapie". Conferencia. Société Scientifique des
Pharmaciens Francophones de Belgique et GD de
Luxembourg. Enero-diciembre de 2012.

- Revue du practicien, ed. 2015. "Aromathérapie".
La Revue du Praticien – médecine générale,
suplemento del n.º 946. Saint-Cloud: Global Media
Santé.

- Boisseau, Nathalie. 2009. *Le ménage au naturel.*
París: Éditions Alternatives.

- Charier, Sylvie. 2013. *Le guide pratique des huiles
essentielles. 600 recettes pour soigner au naturel les
maux du quotidien.* Issy-les-Moulineaux: Éditions
Marie-Claire.

- Charrie, Jean-Christophe y Marie-Laure de
Clermont-Tonnerre. 2013. *Ma santé au naturel toute
l'année. Conseils d'un médecin pour toute la famille.*
París: Éditions France Loisirs.

- Colectivo. s. f. *Guide d'utilisation des Huiles
Essentielles Bio et Chémotypées Green For Health.*
Aix en Provence: Éditions Green For Health.

- Colectivo. 2009. *Le guide de la maison au naturel.*

Nueva York: Sélection du Reader's Digest.

- Compagnie des Sens, "L'histoire des huiles essentielles". Consultado el 24 de agosto de 2017. https://www.compagnie-des-sens.fr/histoire-des-huiles-essentielles/

- Corbel, Sophie. 2012. "Aromathérapie et problèmes digestifs. Guide pratique à utiliser à l'officine". *Hippocratus*. Abril. Consultado el 24 de agosto de 2017. https://www.hippocratus.com/modules/mdc_Conseils/conseils_fiche.php?CodeRubrique=&CodeService=&ModeConseil=6&Rub_Page=1&id=851&id=851

- Foit, Marie. 2014. *Aromathérapie de A à Z avec des plantes qui poussent en France*. Edición Kindle.

- Herbessence, "Huiles essentielles. Tableau par plantes", 2007. Consultado el 24 de agosto de 2017. http://www.herbessence.ch/pdf/Tableau%20des%20huiles%20essentielles.pdf

- Néroliane, "Historique des huiles essentielles". Consultado el 24 de agosto de 2017. http://www.neroliane.com/neroliane-guide-historique

- Raffa, le grand ménage. Consultado el 24 de agosto de 2017. http://raffa.grandmenage.info/

- Universalis, "Dioscoride Pedanius". Consultado el 24 de agosto de 2017. http://www.universalis.fr/encyclopedie/dioscoride-pedanius/

FUENTES COMPLEMENTARIAS

- Festy, Danièle. 2008. *Ma Bible des huiles essentie-lles*. París: Éditions Leduc S., colección *Guides santé*.

- Sommerard, Jean-Charles. 2016. *Ma maison saine avec les huiles essentielles*. París: Éditions Solar.

- Valnet, Jean. 1984. *L'aromathérapie. Se soigner par les huiles essentielles*. París: Le Livre de Poche.

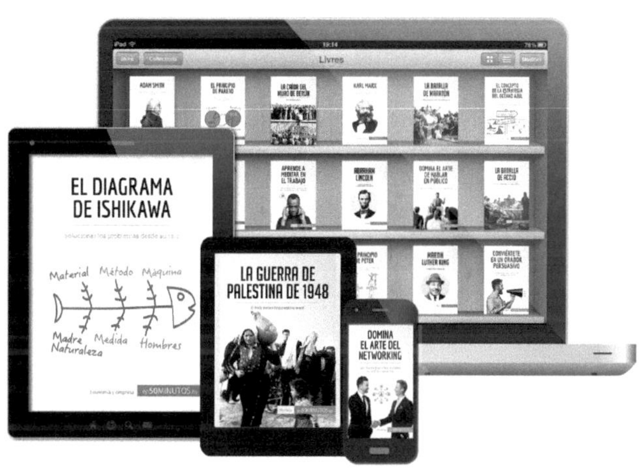
50MINUTOS.es
Historia
Economía y empresa
Coaching
Book Review
Salud y bienestar
Arte y literatura
EL DIAGRAMA DE ISHIKAWA
LA GUERRA DE PALESTINA DE 1948
DOMINA EL ARTE DEL NETWORKING
¡APRENDER NUNCA ANTES FUE TAN RÁPIDO!
www.50minutos.es

www.50Minutos.es

ISBN ebook: 9782808003483

ISBN papel: 9782808003490

Depósito legal: D/2017/12603/704

Libro realizado por Primento, *el socio digital de los editores*